UROSÉMÉIOLOGIE

DES

ECZÉMATEUX

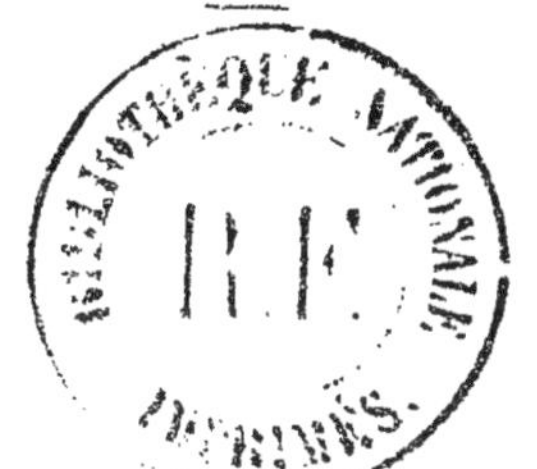

PAR

Le Dr Clément PETIT

Ancien interne Pre des Hopitaux de Paris
Médecin consultant à Saint-Gervais-les-Bains

LYON

ASSOCIATION TYPOGRAPHIQUE
Rue de la Barre, 12. — F. PLAN, direct"

1906

BOŽENA NĚMCOVÁ

UROSÉMÉIOLOGIE

DES

ECZÉMATEUX

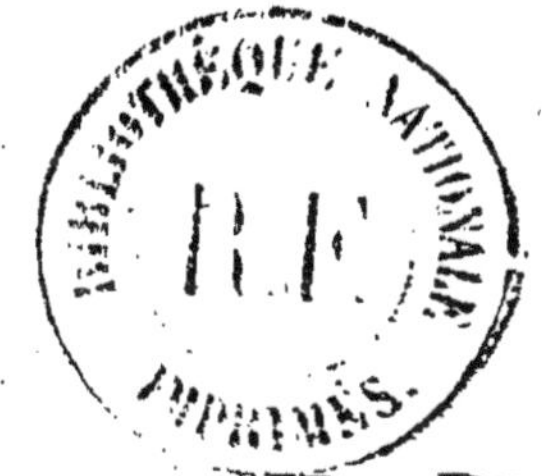

PAR

Le Dr Clément PETIT

Ancien interne P^re des Hopitaux de Paris
Médecin consultant à Saint-Gervais-les-Bains

LYON

ASSOCIATION TYPOGRAPHIQUE
Rue de la Barre, 12. — F. Plan, direct^r

—

1906

AVANT-PROPOS

Depuis les temps les plus reculés l'empirisme conduit aux Eaux minérales chaudes ou froides les malades atteints de maladies chroniques. Déjà, à l'époque des Romains, les Thermes étaient fort en honneur et la plupart de nos eaux françaises ont été fréquentées dès la conquête de la Gaule par nos voisins victorieux.

Quoique notre arsenal thérapeutique se soit considérablement enrichi, tout au moins en apparence, la médecine moderne ne fait pas fi de ces ressources naturelles et cela pour plusieurs raisons.

Supprimer un accès de fièvre avec une forte dose de quinine, ne modifie en rien l'état du paludéen, exposé de nouveau à la piqûre du moustique.

Diminuer les souffrances du rhumatisant avec le salicylate de soude, ne lui enlève pas sa prédisposition à refaire dans ses articulations, dans ses muscles, dans ses viscères, de nouvelles poussées douloureuses à l'occasion de l'humidité ou du froid.

Calmer les coliques d'un calculeux hépatique avec la morphine, ne le garantira pas contre un retour offensif du mal et n'empêchera pas la progression des calculs dans les voies biliaires.

Il faut donc chercher plus loin, non pas pour soulager seulement, mais pour guérir.

Ne fait pas du rhumatisme qui veut, nul ne peut selon ses désirs avoir des coliques hépatiques. Mais toute une catégorie de malades est susceptible d'avoir l'une ou l'autre de ces affections : Ce sont les prédisposés. Héréditaire ou acquise cette prédisposition constitue le tempéramment de chacun, sa manière d'être vis-à-vis des maladies. Longtemps restée dans le vague cette notion est aujourd'hui mieux connue des médecins et tous aujourd'hui, sans abandonner les quelques remèdes spécifiques ou calmants que connaissaient plus ou moins ceux qui nous ont précédés, s'attachent à modifier le tempérament des malades pour en éviter les manifestations douloureuses.

Or, il est permis d'avancer, sans crainte d'être contredit, qu'un des moyens les plus puissants de transformer un malade diathésique, consiste à lui faire prendre les eaux minérales que réclame son cas.

Un second moyen non moins efficace nous est offert par le choix des aliments fait avec discernement pour chaque catégorie de malades, par le régime alimentaire en un mot.

Le premier moyen est le plus anciennement connu, le second est relativement moderne, mais tous deux sont nettement mis en lumière par les procédés d'investigation dont nous disposons et la chimie biologique est venue puissante et mathématique nous donner la clef de bien des troubles de la nutrition que les découvertes, pourtant si fécondes de Pasteur, ne nous avaient pas permis d'élucider.

Jusque dans ces dernières années l'examen des urines était peu pratiqué ou l'était mal, et cela, par la faute à la fois du malade et du médecin. Quand on avait de part et d'autre l'assurance que le sucre et l'albumine n'étaient pas révélés par l'analyse tout était sauvé et nous ne cherchions pas plus loin.

S'il est intéressant en effet de savoir qu'un malade n'est ni diabétique, ni albuminurique, il ne s'en suit pas qu'il soit en parfaite santé d'autre part. L'homme mange, assimile, désassimile et excrète pour entretenir sa vie, ses forces, refaire ses organes, les réparer et aussi les débarrasser des produits nuisibles qui ont déjà servi. Une rupture dans l'équilibre de l'une quelconque de ces fonctions amène à peu près fatalement des désordres dans notre santé. Il nous est donc indispensable de connaître la manière de fonctionner de chacun de nos organes vis-à-vis des divers aliments que nous absorbons. Ceux-ci sont de composition tout à fait variable, les uns en effet nous viennent du règne animal, comme la viande, et contiennent de l'albumine, de la fibrine, de la caséine, de l'hémoglobine ; les autres nous viennent du règne végétal, comme le pain, et contiennent de l'amidon, du sucre, des graisses, des huiles, de la gomme, etc. ; d'autres encore nous viennent du règne minéral comme le sel.

Enfin les uns renferment de l'azote, de l'hydrogène, de l'oxygène et du carbone, les autres ne contiennent que de l'hydrogène, de l'oxygène et du carbone. Certains nous fournissent du phosphore, du fer, de la magnésie, de la soude, etc.

Les aliments du règne animal contiennent en plus de leurs principes essentiels certains poisons de décomposition qu'on appelle ptomaïnes. Chaque organisme selon sa prédisposition, son tempérament assimilera mieux les aliments azotés ou les aliments non azotés, l'un fabriquera avec l'azote des aliments un poison qu'il éliminera mal, l'autre n'assimilera pas les sels minéraux qui lui sont indispensables.

Cette manière d'agir constitue ce qu'on appelle *la nutrition*.

L'étude approfondie des troubles de la nutrition se fait de jour en jour plus parfaite et nous savons ce qu'un homme *de poids donné* doit éliminer toutes les 24 heures, parce qu'on a mesuré ce qu'un kilogramme d'être vivant doit assimiler et désassimiler dans ce temps. Un homme de 100 kilogrammes devant éliminer plus d'urée et d'acide urique qu'une jeune fille de 45 kilogrammes par exemple.

Grâce à ces connaissances, il devient urgent pour le médecin qui veut entreprendre de modifier le tempérament d'un malade de savoir par une analyse biologique complète ce qu'il pèse exactement, ce qu'il secrète en volume par 24 heures, ce que contiennent ces sécrétions et enfin ce qu'il absorbe. *Unique moyen de savoir ce qu'est sa nutrition.*

Appliquées à l'étude de l'Eczéma ces notions ont été fécondes au-delà même de ce qu'on eut été en droit d'espérer.

Elles éclairent d'un jour tout nouveau la nature de l'eczéma, indiquent le traitement et le régime à lui opposer et enfin expliquent les guérisons constatées dans les stations thermales fréquentées par les eczémateux, non pas parce qu'elles sont à la mode, mais parce qu'elles sont efficaces scientifiquement parlant.

Toutes les analyses biologiques qui font l'objet de ce travail sont dues à M. Paul Desolmes, chimiste de Paris, qui a bien voulu installer à Saint-Gervais un laboratoire et mettre à la disposition des malades sa longue expérience. Qu'il veuille bien accepter ici notre sincère gratitude.

CHAPITRE PREMIER

NATURE DE L'ECZÉMA

« L'Eczéma, dit le Professeur Gaucher (1), est une dermatose superficielle caractérisée par une rougeur congestive, accompagnée de tuméfaction et de cuisson de la peau, sur laquelle se développent des vésicules, généralement petites acuminées et confluentes, de très courte durée, dont la rupture donne lieu à l'écoulement d'un liquide transparent, visqueux, plus ou moins abondant, se coagulant rapidement sous forme de croûtes, auxquelles succèdent des squames lamelleuses ou furfuracées, puis un épaississement progressif avec induration du derme. »

Voilà ce qu'on constate en présence d'un cas normal ordinaire d'eczéma ; mais d'où vient cette inflammation superficielle, pourquoi ces vésicules et cet écoulement transparent visqueux ?

Les parasites, les microbes jouent-ils un rôle dans la production de cette dermatose ?

Après les discussions fort longues du Congrès de 1900, où les *Morocoques* de Unna ont été battus en brèche par tous les dermatologistes en renom : Brocq et Veillon, Sabouraud, Leredde, Gastou, il faut reconnaître que les vésicules primitives de l'eczéma sont amicrobiennes.

Les germes de l'eczéma, morocoques ou staphylocoques se développent après l'ouverture des vésicules. Comme il en

---

(1) GAUCHER. Traité des maladies de la peau, tome I, p. 176.

est de toute plaie non protégée qui devient le siège d'une prolifération microbienne abondante due à l'air extérieur : l'eczéma s'infecte secondairement. L'inflammation et la vésiculation de la peau dans l'eczéma n'étant pas primitivement de cause externe doivent venir d'un état spécial de nos milieux internes, de nos humeurs. Capable en effet d'altérer le rein, l'intestin, le foie : le sang plus ou moins vicié, plus ou moins toxique doit de même altérer la peau. « Quelque peu connues qu'elles soient dans leur essence, écrivait en 1889 le Professeur Gaucher, les altérations humorales des eczémateux peuvent être comparées aux altérations chimiques du sang et des humeurs qu'on observe dans le diabète, dans la goutte et dans l'urémie. »

Quoiqu'on ne puisse encore affirmer aujourd'hui que c'est tel ou tel poison non éliminé qui produit l'inflammation et la vésiculation, les analyses biologiques bien faites tendent à circonscrire le sujet.

Le Professeur Gaucher et Desmoulières (1) sont arrivés aux conclusions suivantes : Abaissement constant du rapport azoturique, hyperacidité, augmentation des chlorures.

Brocq au congrès de Berlin en 1904 arrivait à des conclusions analogues.

Inspiré par le Professeur Gaucher, François Dainville faisait, en décembre 1905, une thèse sur « les troubles de la nutrition et de l'élimination dans les dermatoses diathésiques (Eczéma et Psoriasis) » et concluait ainsi :

« *L'urée* est au-dessous de la normale, ainsi que la quantité d'azote total ; la nutrition est diminuée.

L'indican, en excès, montre un état assez défectueux du tube digestif et particulièrement du gros intestin.

L'urobiline, au-dessus de la normale résulte d'un fonctionnement anormal du foie et de l'appareil digestif.

L'albuminurie rencontrée assez fréquemment témoigne d'une certaine altération des reins.

Le rapport azoturique abaissé dans la majorité des cas prouve l'élaboration incomplète de la matière azotée, la pro-

---

(1) Des troubles de la nutrition et de l'élimination urinaire dans les dermatoses diathésiques. *Journal de physiologie et de pathologie générale*, n° 4, Juillet 1904.

duction excessive de matières extractives azotées, causes de
l'auto-intoxication chronique diathésique.

. . . .

L'acide urique est généralement en excès.

. . . .

La déminéralisation est très marquée dans la majorité
des cas.

La toxicité urinaire révèle des urines très peu toxi-
ques... »

Ces données tirées pour la plupart d'observations faites à
l'hôpital Saint-Louis sur des cas aigüs sont très intéressan-
tes : elles donnent le chimisme urinaire en pleine crise au
cours et au déclin de la maladie, elles permettent même par
les diverses modifications obtenues, grâce au traitement, de
faire le pronostic des récidives probables, certaines ou peu
probables.

Chapitre II

———

ANALYSES FAITES A SAINT-GERVAIS

———

Observant à Saint-Gervais les eczémateux chroniques avec poussées aigües fréquentes, nous avons recherché les caractères spéciaux des urines chez 42 de nos malades.

La localisation de la dermatose n'ayant pas une importance considérable, nous n'en dirons rien, l'étendue ou le degré d'acuité ayant au contraire une valeur indéniable, nous les indiquerons quand l'analyse semblera en avoir été influencée.

Le détail de chacune des analyses a été remplacé par des tabeaux qui permettent la facile comparaison des chiffres entre eux et par rapport à la normale. Ces tableaux indiquent les chiffres en poids de tous les éléments normaux de l'urine en prenant comme base la sécrétion d'un kilogramme corporel en 24 heures.

Cette façon de procéder est rigoureusement mathématique elle permet d'établir les rapports urologiques de ces éléments entre eux.

Si les poids des divers composants de l'urine donnent bien la quantité d'excreta, les rapports de ces divers corps entre eux nous indique la façon plus ou moins normale dont fonctionnent nos organes d'élimination, d'assimilation : foie, intestins, reins et peau.

Enfin un schéma urosémeiographique permet de se faire une idée de ce que sont les eczémateux pris en bloc par rapport à la normale : ce schéma plus ou moins modifié par les travaux des chimistes et des biologiques deviendra aussi caractéristique de la dermatose qui nous occupe qu'une feuille de température l'est pour chacune des maladies fébriles que nous connaissons. Il précisera les indications thérapeutiques, et fournira selon ses modifications au cours des traitements les plus précieux éléments de pronostic.

Les malades qui nous sont confiés pendant leur traitement thermal sont tous désireux de commencer leur cure dès leur arrivée : aussi les urines sont recueillies dans les 24 premières heures, sans qu'il soit possible de tenir compte du régime observé par chacun d'eux. C'est peut-être une condition défectueuse pour avoir des résultats comparables entre eux, aussi attachons-nous beaucoup plus d'importance à la moyenne de toutes ces analyses qu'à chacune d'elles en particulier.

D'autre part, à la fin de la cure, une seconde analyse nous permet d'apprécier le fonctionnement de tous les appareils avec un régime suivi pendant au moins 18 ou 20 jours, et nous autorise à le modifier dans un sens ou dans un autre.

Éléments normaux

(Tableaux I et II)

Volume — Le volume des urines émises en 24 heures a été, dans 26 cas, inférieur à la normale dans des proportions quelquefois considérables ; ainsi dans l'analyse 42, le malade pesant 83 kilogr., n'a excrété que 470 cc., ce qui par kilogr. corporel donne 5,6 cc. au lieu de 21 chiffre normal.

Dans l'analyse 4 : 59 kilogr. ; 700 cc. ou 11,8 par kilogr.
—   —   5 : 54 kilogr. ; 570 cc. ou 10,4 —   —
—   —   8 : 84 kilogr. ; 820 cc. ou 9,7 —   —
—   —   11 : 64 kilogr. ; 640 cc. ou 9,9 —   —
—   —   12 : 66 k. 500 ; 680 cc. ou 10,2 —   —
—   —   15 : 62 kilogr. ; 560 cc. ou 9, —   —
—   —   21 : 66 kilogr. ; 550 cc. ou 8,3 —   —
—   —   25 : 75 kilogr. ; 770 cc. ou 10,2 —   —

Ainsi dans 61,9 % des analyses le volume des urines est inférieur à la normale.

L'observation 15 est celle d'une malade atteinte d'eczéma suintant des mains ; celle du n° 12 se rapporte à un eczéma considérable et suintant des deux membres inférieurs. Dans tous les autres cas l'insuffisance du volume des urines ne peut être attribuée à la déperdition par la peau, la dermatose étant à l'état sec.

Acidité. — L'acidité totale a été mesurée en acide phosphorique. Cette manière de procéder a l'avantage de fournir, *ipso facto*, une base de comparaison avec le seul acide urinaire capable, en dehors de l'acide urique, de former des sels acides. (Gautrelet.)

Sauf dans l'observation 20 dûe à un malade qui prenait régulièrement du bicarbonate de soude à doses élevées, l'acidité a été trouvée très supérieure à la normale et dans des proportions considérables. Cette hyperacidité est la caractéristique de la diathèse des eczémateux et on peut, par ce seul fait conclure déjà, à un ensemble de troubles dans la nutrition de nos malades.

Les maladies par ralentissement de la nutrition du Professeur Bouchard sont toutes sous la dépendance de l'hyperacidité de nos humeurs.

Elles se caractérisent par des troubles dans le fonctionnement hépatique qui amènent la diminution des oxydations organiques ; l'augmentation et l'accumulation dans nos tissus des déchets non oxydés. D'où l'embonpoint, les coliques hépatiques, l'asthme, les dermatoses telles que l'eczéma, l'acné, le psoriasis. Le plus souvent elles sont l'apanage de ceux qui ne prennent pas d'exercice, mangent trop ou ont dans leur hérédité des ascendants déjà en possession de cette diathèse.

Eléments dissous. — Aussi ne serons-nous pas surpris de trouver dans 66,66 % de nos analyses les éléments dissous inférieurs à la normale et, parmi eux, insuffisance d'élimination *des éléments organiques* 90,47 % tandis qu'au contraire les éléments minéraux sont rejetés en grande abondance (76,19 %).

Urée. — L'urée provient de la désagrégation de l'albumine de l'alimentation et aussi, pour une partie, des matières albuminoïdes de nos tissus et il est admis que le foie est le principal organe producteur d'urée.

32 fois nous l'avons trouvée inférieure à la normale. C'est-à-dire dans 79,19 °/₀ de nos analyses. Le taux en est tombé très bas chez plusieurs de nos malades.

Ainsi au lieu de 0,40 centigr. par kilogramme corporel en 24 heures,

nous trouvons : N° 1 : 0,24.
N° 2 : 0,18.
N° 6 : 0,18.
N° 10 : 0,20.
N° 15 : 0,18.
N° 34 : 0,24.

Acide Urique. — L'acide urique existe normalement dans l'urine de l'homme à l'état d'urate acide de soude ou de potasse.

Il est nettement établi que l'acide urique est, comme l'urée, un produit de déchet résultant de la désassimilation des matières azotées ; mais on ne connaît pas encore, parmi les diverses substances protéiques, celles qui donnent naissance à l'acide urique.

La plupart des auteurs s'accordent, pour ce qui est des reptiles et des oiseaux, à reconnaître au foie un rôle prépondérant dans sa formation. Pour l'homme les opinions sont très partagées, et on ne sait pas encore si ce rôle appartient au foie, à la rate ou aux autres tissus et peut-être ces différents organes concourent-ils tous ensemble à sa production (1).

Quoi qu'il en soit, nous voyons l'acide urique supérieur à la normale dans 17 analyses et inférieur dans 25 soit 59,52 °/₀.

Comme proportions nous constatons que dans les 25 analyses où il est inférieur il s'éloigne de la normale d'une façon notable :

Ainsi au lieu de 0,008 par kilogr. corporel, nous trouvons :

---

(1) E. GÉRARD. Traité des urines.

Analyse 2 : 0,003
   —   6 : 0,0047
   —   9 : 0,0039
   —   15 : 0,0028
   —   21 : 0,0043
   —   25 : 0,0026
   —   29 : 0,0042
   —   31 : 0,0039
   —   39 : 0,004
   —   40 : 0,004 etc.

Acide urique et corps voisins. — Dans ce groupe rentrent l'acide urique, les xanthines et corps analogues.

Leur moyenne est de 0,010 par kilogr. corporel normal.

Dans 25 analyses nous les trouvons au-dessous du chiffre normal et dans 17 égaux ou supérieurs.

Azote total. — Le poids de l'azote total est indispensable à connaître pour apprécier exactement la valeur des échanges azotés : cet azote a non seulement pour origine l'urée, l'acide urique mais l'ammoniaque et les corps voisins de l'acide urique. Dans nos observations, 34 fois il s'est trouvé inférieur à la normale.

Le poids par kilogr. corporel en 24 heures est de 0,225.

Les chiffres les plus bas ont été de : 0,101 analyse n° 2.
                                         0,102   —   n° 6.
                                         0,112   —   n° 10.
                                         0,136   —   n° 34.

Les plus forts se sont beaucoup moins élevés au-dessus de la normale :   0,292 analyse n° 16.
                                         0,282   —   n° 13.
                                         0,287   —   n° 30.

Une seule fois (analyse n° 40) le chiffre considérable de 0,315 a été atteint ; il a été fourni par un malade qui excrétait par 24 heures 31,45 d'urée c'est-à-dire 0,58 au lieu de 0,40 par kilogr. corporel.

L'analyse de cette première classe de produits normaux de l'urine : Urée, acide urique et corps voisins, azote total nous permet de juger ce qu'est l'excrétion des matériaux organiques chez les eczémateux.

L'excrétion des produits organiques est nettement inférieure à la normale dans la moyenne des observations.

Si nous nous reportons au schéma uroséméiographique où tous les chiffres ont été ramenés à 100 comme nombre, nous constatons : pour l'urée...................... 78.

pour l'acide urique.................... 71.

pour l'acice urique et les corps voisins. 89.

Éléments minéraux

Chlorures. — L'élimination des chlorures dans 22 analyses s'est montrée supérieure à la normale et 20 fois égale ou inférieure.

La perte en chlorures a été d'autant plus accentuée que l'eczéma était plus aigü ou subissait au cours de sa chronicité une poussée aiguë.

La moyenne par kilogr. corporel étant : 0,169, nous trouvons dans l'analyse n° 1 : 0,258.

 — — n° 41 : 0,272.

 — — n° 39 : 0,231.

 — — n° 14 : 0,240.

Dans les formes torpides au contraire, le taux des chlorures est abaissé.

Acide phosphorique. — L'acide phosphorique total dans 28 observations (66,66 %) a été trouvé inférieur à la normale qui est de 0,040 par kilogr. corporel avec un

minimum de.................... 0,016.

un maximum de................. 0,058.

et une moyenne de............... 0,034.

Éléments minéraux et organiques. Éléments totaux dissous

Ces éléments totaux ont été trouvés 66,66 fois °/₀ inférieurs à la normale ; les éléments organiques 90,47 fois °/₀ inférieurs à la normale et les éléments minéraux 76,19 fois °/₀ supérieurs à la normale, la perte de la totalité se faisant par conséquent sentir au détriment des éléments organiques et au profit des éléments minéraux.

Éléments anormaux

L'Indican. — Lorsque les matières albuminoïdes peptonifiées par le suc pancréatique ne sont pas rapidement absorbées au niveau de l'intestin, elles subissent la fermentation intestinale et donnent de l'indol, dont une partie est résorbée et que l'organisme transforme, par oxydation, en indoxyle, lequel se combine au sulfate de potasse pour donner ce composé sulfoconjugué, l'indican (Gérard. *Loc. cit.*)

Nous l'avons rencontré 92.95 fois % dans les analyses et souvent dans des proportions accentuées.

L'Albumine à l'état de traces a été rencontrée dans 14 examens, une seule fois (analyse n° 42) on a trouvé 0,47 centigr. par 24 heures : mais le malade déjà averti était au régime lacté quand nous l'avons vu.

Le Sucre (glucose) n'a été trouvé qu'une fois et à la dose de 6 gr. 75 par litre avec un volume de 980 cc. pour 24 heures.

L'oxalate de chaux en cristaux plus ou moins volumineux a été révélé dans plusieurs examens microscopiques.

Rapports urologiques

A tous ces chiffres il est facile de faire des objections. Le régime des malades n'a pas été mis en ligne de compte, leur genre de vie n'a pas davantage été examiné, leur âge, quoique tous soient des adultes, n'a pas tenu de place dans les observations. Par conséquent, pourrait-on dire, les moyennes, le minima, les maxima n'ont pas la valeur qu'on veut bien leur attribuer.

Quoique justes, en partie, ces objections ne le seront plus quand nous aurons mis en relief les rapports urologiques des eczémateux.

On sait que c'est au Professeur A. Robin que revient l'honneur d'avoir étudié et montré ce qu'il y a de fixe, d'immuable dans les résultats des analyses faites chez des individus sains :

Ce sont les rapports entre les différentes quantités des substances éliminées.

Ces rapports sont les suivants :

1° *Rapport de l'Azote uréique à l'Azote total ou plus simplement rapport azoturique.*

L'urée représente dans ce rapport la quantité de matières albuminoïdes complètement brûlées, tandis que l'azote total représente la somme des matières albuminoïdes complètement ou incomplètement brûlées. On l'a trouvé égal à 87 %, dans les cas normaux. Dans la moyenne des 42 observations qui nous occupent, il a été trouvé égal à 84,79 % inférieur par conséquent, à la normale.

2° *Rapport des éléments minéraux aux éléments totaux.*

On lui donne aussi le nom de coefficient de déminéralisation. Il est de 30 % et s'obtient en divisant le poids des éléments minéraux par le poids des éléments totaux. Il indique la perte que fait l'organisme en sels minéraux, dans nos analyses nous l'avons trouvé supérieur à la normale et égal à 39,7 %.

3° *Rapport de l'acide urique à l'urée.*

On sait qu'en état de santé un adulte qui élimine 30 grammes d'urée devra éliminer dans le même temps 1 gramme d'acide urique, la moyenne de nos examens est de 55 grammes d'urée pour un gramme d'acide urique, la proportion d'acide urique est donc moindre qu'à l'état normal.

4° *Rapport de l'acide phosphorique à l'urée.*

Normalement, l'urine contient 10 fois plus d'urée que d'acide phosphorique : 24 fois nous l'avons trouvé supérieur à la normale et 18 fois inférieur.

5° *Rapport de l'acide phosphorique à l'azote total.*

Ce rapport correspond au coefficient de dénutrition il est normal quand pour 100 d'azote total, il est trouvé égal à 18. Dans 25 analyses il a été trouvé supérieur à ce chiffre et dans 17 inférieur.

6° *Rapport du chlore à l'azote total.* — Coefficient de déchloruration.

C'est à l'état de chlorure de sodium qu'on rencontre la majeure partie des chlorures dans l'urine.

On admet aujourd'hui le rôle prédominant joué par le

chlorure de sodium dans le maintien de l'équilibre osmotique des liquides des tissus vivants (Achard).

La présence de ce sel est donc indispensable pour faciliter les éliminations intraorganiques dans l'intérieur de nos tissus et on sait que dans les maladies fébriles, aiguës il se produit au moment de la défervescence une véritable décharge chlorurique.

Il est représenté par 48 °/₀ et nos analyses nous indiquent 26 fois une augmentation du coefficient de déchloruration et 16 fois une diminution.

7° *Rapport de l'urée aux éléments totaux*, ou coefficient des oxydations alimentaires.

Egal normalement à 50 °/₀, nous l'avons trouvé 39 fois inférieur, avec un maximum de 51,9

et un minimum de 31,3.

8° *Rapport de l'acicité aux éléments totaux*. Coefficient d'acidité. Il est égal à 1/33 dans les cas normaux.

Dans 41 analyses, avec une moyenne de 1/17 il s'est montré de beaucoup supérieur à la normale.

A ces moyens d'investigation urologique, on peut ajouter la cryoscopie des urines et la recherche de leur toxicité. Un laboratoire de montagne, pour ainsi dire improvisé n'a pas permis de pousser plus loin les recherches ; d'ailleurs la difficulté d'obtenir des malades une première analyse au début de la cure et exceptionnellement une seconde à la fin sera peu à peu vaincue et nous avons le ferme espoir d'arriver bientôt à compléter l'œuvre entreprise.

Déjà, comme nous allons le voir maintenant, les résultats acquis permettent d'appliquer le traitement hydrominéral en connaissance de cause et d'en expliquer chimiquement les bons résultats.

CHAPITRE III

DÉDUCTIONS THÉRAPEUTIQUES

Les analyses faites chez les eczémateux chroniques à poussées fréquentes et quelquefois déconcertantes tendent à prouver que ces malades font un mauvais usage des matières albuminoïdes, qu'ils sont hyperacides, se déminéralisent et éliminent mal.

Pour lutter contre cette diathèse dite arthritique, hyperacide, à nutrition ralentie, il nous faudra faire appel à une médication alcaline, augmenter les oxydations par l'exercice, l'hydrothérapie, le massage, diminuer les apports albuminoïdes pour soulager le foie dans sa trop lourde besogne.

I. Médication alcaline

Les principaux médicaments d'ordinaire employés pour modifier l'hyperacidité, cause première des différents troubles constatés chez les eczémateux, sont : les sels de soude, de chaux, de potasse, de magnésie et de lithine :

Ils alcalinisent le plasma sanguin, dissolvent l'acide urique, et par conséquent diminuent l'hyperacidité organique.

L'eau chaude de la source Gontard (39° centigr.) à Saint-Gervais contient par litre :

Bicarbonate de chaux....... 0 gr. 2533
Sulfate de potasse............ 0 gr. 1166
Sulfate de chaux............. 0 gr. 8464

Sulfate de lithine............	0 gr. 1020
Sulfate de magnésie.........	0 gr. 1440
Sulfate de soude............	1 gr. 4928
Chlorure de sodium.........	1 gr. 6116
Bromure de sodium.........	0 gr. 0343
Silicate de soude...........	0 gr. 0837
Iode.....................	Traces.
Phosphore	Traces.
Arsenic	Traces.
Hydrogène sulfuré	0 gr. 0016

La source du Torrent renferme très sensiblement les mêmes éléments. L'hydrogène sulfuré y atteint 0,0046.

Absorbée en boisson, cette eau répond aux indications de la médication alcaline.

Prise à la dose de 5 à 600 grammes dans la matinée et en 3 fois, elle augmente la diurèse dans de notables proportions et cela non pas seulement par la quantité de liquide ingérée, mais surtout par l'action diurétique des sels de potasse, de lithrine et de soude qu'elle renferme.

Dès leur arrivée à la station les malades recueillent leurs urines pour l'analyse et dès le premier jour également ils commencent à boire ne voulant pas perdre un jour de traitement et ce n'est qu'après plusieurs journées de boisson qu'on voit le volume quotidien augmenter dans de notables proportions.

Prise à la même dose et avant chacun des 3 repas, elle est laxative : ce second effet est moins prompt et moins certain que le premier, la dose de sulfate de soude étant un peu faible pour provoquer des évacuations abondantes.

Tel est le traitement alcalin de Saint-Gervais modifié un peu au hasard jusqu'ici, mais que les analyses biologiques permettent de doser aujourd'hui d'une façon plus exacte.

Un coefficient d'acidité élevé exigera une dose d'eau alcaline plus considérable qu'un coefficient moyen.

S'il faut admette l'interprétation donnée à l'augmentation des chlorures chez les eczémateux : il sera nécessaire de forcer un peu la dose d'eau alcaline quand le coefficient de déchloruration dépassera de beaucoup la normale.

En effet le Professeur Gaucher qui, le premier, a attiré l'attention sur l'abondante émission des chlorures, regarde ce phénomène comme un moyen de défense de l'organisme : le chlorure de sodium étant le dyaliseur par excellence surtout pour les composés uréiques. Pour épargner cette besogne à nos organes, pour l'aider, l'adjonction d'une dose de chlorure de sodium sera utile.

La déchloruration essayée à l'hôpital Saint-Louis (Dainville) n'a donné que de mauvais résultats, retardant l'élimination de l'urée et la guérison de la dermatose.

La durée de tous les traitements hydrominéraux est considérée généralement comme ne devant pas se prolonger au-delà de 21 jours. Cette manière de procéder généralement blâmée par les médecins qui, pratiquement, avaient reconnu l'insuffisance d'une cure aussi courte ne sera plus maintenant une affaire d'appréciation.

La crise chlorurique marquant la fin de la période aiguë de la dermatose, le rapport azoturique augmentant parallèlement, le séjour à la station sera basé sur l'apparition plus ou moins tardive de ces symptômes.

La source Gontard n'est pas seule usitée en boisson, on utilise encore la source du Torrent qui contient 0,0046 d'hydrogène sulfuré. Ce gaz améliorant les fonctions réductrices hépatiques sera utilement prescrit toutes les fois que l'analyse nous en fournira l'indication.

On peut donc dire que les rapports urologiques fournis par l'analyse nous guident, non seulement pour le choix de la source, mais pour la dose et la durée du traitement, toutes choses qui étaient un peu empiriquement décidées jusqu'ici.

II. Exercice. Hydrothérapie. Massage

L'exercice contribue à la diminution de l'hyperacidité organique en augmentant les fonctions de la peau, en activant l'hématose par augmentation du nombre des respirations et l'amplitude respiratoire, enfin en augmentant la rapidité de la circulation.

Ritter a trouvé qu'après 4 heures de marche un adulte éliminait 39 grammes 25 d'urée au lieu de 32 au repos et 1940 gr. d'urine au lieu de 1340 (Gautrelet).

Située à 620 mètres d'altitude, la station de Saint-Gervais, permet des promenades sur les contreforts du Mont-Blanc.

La marche est facilitée par la légèreté de l'atmosphère et la pureté de l'air : des malades qui à la ville se trouvent las après 20 minutes de trajet peuvent pendant plusieurs heures monter sur les pentes qui avoisinent l'établissement sans en éprouver la moindre fatigue, c'est là un puissant adjuvant de la médiction alcaline pour combattre la diathèse hyper-acide.

L'hydrothérapie sous forme de douches chaudes a pour effet immédiat une augmentation dans la rapidité circulatoire.

Elle agit donc contre la diathèse hyperacide en augmentant les échanges organiques généraux et l'hématose.

Sous forme de bains alcalins, Peyraud (de Libourne) a montré que les liquides alcalins par des carbonates ou bicarbonates, mis au contact d'un tissu comme le derme, le décapent, l'imbibent et y rencontrant dans les glandes sudoripares un liquide acide, la sueur, sont décomposés et mettent l'acide carbonique en liberté.

Cet acide carbonique libre dans l'épaisseur des tissus joue un rôle excitant, analogue à celui d'un révulsif qui active la circulation générale ; résultat : augmentation des combustions organiques, donc diminution de l'acidité organique (Gautrelet.)

Les bains alcalins de la source Gontard produisent bien les effets indiqués par Gauterlet, prolongés ils amènent de la rougeur à la peau et provoquent parfois une légère poussée de la dermatose à laquelle succède bientôt une sedation spéciale.

Les anciens médecins de Saint-Gervais recherchaient cette action révulsive et donnaient des bains longs, trop longs peut-être.

Il est de règle aujourd'hui de ne pas aller jusqu'à l'excitation de la peau : les bains alcalins sont donnés tièdes, à 35° environ, et dépassent rarement un quart d'heure. Cependant dans les eczémas chroniques atones, torpides, on obtient de bons effets des bains sulfureux alcalins d'une durée un peu longue.

Le massage agit localement en augmentant la perméabilité du derme par la souplesse qu'il lui communique. Il favorise l'évaporation cutanée. Il agit sur l'état général en fatiguant le tissu musculaire, lui faisant accomplir un travail qui augmente les oxydations organiques et diminue l'acidité organique (Gautrelet).

Toutes les fois que l'état de la peau le permet, le massage est largement pratiqué à Saint-Gervais. Les malades en éprouvent rapidement les bons effets, ils diminuent de poids, et voient leurs fonctions digestives rapidement améliorées.

III. Régime

La question si importante du régime des eczémateux tient en quelques lignes et a pour base les données urologiques fournies par les analyses.

L'Eczémateux mange trop.

Il absorbe trop d'aliments azotés, et néglige au contraire les végétaux riches en sels et indispensables à la dyalise de son urée.

Boire de l'eau ou du lait.

Ne manger que des œufs, des légumes et des fruits : telle doit être la règle diéthétique de l'eczémateux.

CONCLUSIONS

1° L'eczémateux est un hyperacide.
2° L'Eczémateux brûle et oxyde mal les albuminoïdes.
3° L'Eczémateux se déminéralise.
4° Il doit recourir aux alcalins.
5° Il doit adopter le régime lacto-ovo-végétarien.
6° Il doit manger très peu.

ÉLÉMENTS NORMAUX

	Normale	Au-dessus de la normale	Au-dessous de la normale
Volume en 24 h.	1 2,38 °/₀	15 35,71 °/₀	26 61,9 °/₀
Eléments dissous	0	14 33,33 °/₀	28 66,66 °/₀
Eléments organiques	0	4 9,52 °/₀	38 90,47 °/₀
Eléments minéraux	0	32 76,19 °/₀	10 23,8 °/₀
Urée	0	10 23,8 °/₀	32 76,19 °/₀
Acide urique	0	17 40,48 °/₀	25 59,52 °/₀
Acide phosphorique	1 2,38 °/₀	13 30,95 °/₀	28 66,66 °/₀
Chlorures	0	22 52,39 °/₀	20 47,61 °/₀
Acidité en acide phosphorique	0	41 97,61 °/₀	1 2,38 °/₀

DOSAGE DES ÉLÉMENTS NORMAUX
par kilogr. corporel en 24 heures

NUMÉROS DES OBSERVATIONS	Normale	1	2	3	4	5	6	7	8	9	10	11	12	13	14	15	16	17	18	19	20	21
Total des éléments dissous.	0,85	0,77	0,41	0,85	0,68	0,75	0,47	1,12	0,59	0,76	0,45	0,78	0,62	1,03	1,02	0,43	0,91	0,73	0,79	0,80	0,66	0,60
Éléments organiques......	0,59	0,36	0,25	0,50	0,41	0,44	0,25	0,69	0,38	0,39	0,28	0,49	0,40	0,67	0,58	0,24	0,57	0,44	0,52	0,45	0,40	0,41
Éléments minéraux.......	0,26	0,41	0,16	0,35	0,22	0,31	0,22	0,43	0,21	0,37	0,17	0,29	0,22	0,36	0,44	0,19	0,37	0,29	0,27	0,35	0,26	0,19
Urée..............	0,40	0,24	0,18	0,35	0,31	0,33	0,18	0,52	0,29	0,28	0,20	0,36	0,28	0,53	0,39	0,18	0,42	0,31	0,38	0,32	0,25	0,28
Poids de l'Azote uréique...	0,183	0,111	0,083	0,166	0,145	0,155	0,085	0,244	0,136	0,130	0,095	0,169	0,133	0,250	0,182	0,084	0,196	0,145	0,189	0,149	0,118	0,133
Poids de l'Azote total.. ..	0,225	0,139	0,101	0,196	0,169	0,182	0,102	0,292	0,156	0,112	0,112	0,202	0,161	0,282	0,225	0,099	0,227	0,175	0,211	0,181	0,150	0,157
Acide urique............	0,003	0,005	0,003	0,0056	0,0053	0,0074	0,0047	0,0097	0,0050	0,0039	0,0365	0,0062	0,0054	0,0083	0,0059	0,0028	0,007	0,006	0,008	0,005	0,0058	0,0043
Acide urique (et corps voisins)	0,010	0,010	0,0089	0,0095	0,0074	0,0102	0,0063	0,016	0,0081	0,0047	0,0098	0,0102	0,007	0,0119	0,014	0,004	0,010	0,009	0,011	0,006	0,012	0,0061
Acide phosphorique total..	0,040	0,036	0,017	0,037	0,022	0,044	0,023	0,058	0,024	0,030	0,016	0,039	0,031	0,034	0,050	0,023	0,019	0,041	0,024	0,043	0,028	0,031
Chlore total............	0,102	0,155	0,045	0,112	0,077	0,077	0,074	0,117	0,060	0,131	0,059	0,083	0,057	0,112	0,144	0,058	0,112	0,076	0,105	0,104	0,186	0,045
Chlore (en Chlorure de sodium).	0,169	0,258	0,075	0,187	0,129	0,129	0,125	0,195	0,101	0,219	0,098	0,138	0,096	0,188	0,240	0,096	0,187	0,127	0,175	0,173	0,143	0,070
Acidité (en acide phosphorique)..	0,030	0,043	0,029	5,062	0,080	0,055	0,030	0,062	0,033	0,043	0,028	0,048	0,036	0,045	0,052	0,029	0,060	0,054	0,033	0,058	»	0,036

NUMÉROS DES OBSERVATIONS	Normale	22	23	24	25	26	27	28	29	30	31	32	33	34	35	36	37	38	39	40	41	42
Total des éléments dissous.	0,85	0,65	0,70	0,88	0,66	0,91	0,95	0,75	0,68	1,12	0,82	0,72	0,75	0,59	0,73	0,76	0,75	0,90	0,88	1,21	1,09	0,64
Éléments organiques......	0,50	0,38	0,37	0,58	0,41	0,56	0,58	0,44	0,42	0,71	0,52	0,43	0,41	0,34	0,38	0,48	0,52	0,50	0,48	0,77	0,56	0,44
Éléments minéraux.......	0,26	0,27	0,33	0,30	0,25	0,35	0,37	0,31	0,21	0,41	0,39	0,29	0,31	0,25	0,35	0,28	0,23	0,40	0,40	0,44	0,53	0,20
Urée..............	0,40	0,25	0,26	0,43	0,31	0,41	0,44	0,34	0,29	0,52	0,39	0,29	0,33	0,24	0,27	0,36	0,38	0,37	0,37	0,58	0,40	0,33
Poids de l'Azote uréique...	0,183	0,118	0,124	0,204	0,145	0,191	0,207	0,159	0,137	0,242	0,184	0,137	0,154	0,112	0,126	0,169	0,177	0,175	0,176	0,272	0,190	0,154
Poids de l'Azote total.. ..	0,225	0,141	0,150	0,235	0,168	0,226	0,239	0,183	0,166	0,237	0,218	0,169	0,180	0,136	0,150	0,197	0,211	0,206	0,202	0,315	0,226	0,180
Acide urique............	0,008	0,0061	0,0073	0,0051	0,0026	0,0089	0,007	0,0062	0,0042	0,0086	0,0031	0,0051	0,0046	0,005	0,0062	0,0087	0,0051	0,008	0,034	0,004	0,006	0,0071
Acide urique (et corps voisins)	0,010	0,0116	0,0087	0,0076	0,0089	0,010	0,011	0,0075	0,0083	0,0138	0,0083	0,006	0,0065	0,010	0,0099	0,011	0,0093	0,010	0,009	0,014	0,008	0,0083
Acide phosphorique total..	0,040	0,022	0,036	0,037	0,028	0,020	0,012	0,035	0,031	0,045	0,033	0,034	0,034	0,029	0,035	0,032	0,029	0,049	0,040	0,054	0,046	0,027
Chlore total............	0,102	0,106	0,109	0,095	0,072	0,137	0,116	0,099	0,035	0,137	0,101	0,096	0,106	0,074	0,121	0,100	0,065	0,117	0,138	0,135	0,163	0,049
Chlore (en Chlorure de sodium)..	0,169	0,177	0,181	0,159	0,120	0,228	0,194	0,165	0,141	0,229	0,168	0,160	0,178	0,124	0,202	0,168	0,109	0,195	0,231	0,225	0,272	0,082
Acidité (en acide phosphorique)..	0,030	0,021	0,044	0,056	0,047	0,031	0,049	0,037	0,040	-0,062	0,036	0,029	0,043	0,023	0,046	0,014	0,019	0,019	0,052	0,068	0,051	0,035

ÉLÉMENTS ANORMAUX

Albumine......	**15** 35,71 °/₀	: Observations :	7.8.12.13.20.21.26.18 30.32.34.36.37.38. *(Traces non dosables)* 42 : 0,40 centigr. par litre 0,47 centigr. en 24 heures.
Indican.........	**39** 92,95 °/₀	: Observations :	1.2.3.4.5.6.7.8.9.10 11.12.13.14.15.16.17 18.19.20.21.23.24.25 27.28.29.30.31.32.33 35.36.37.38.39.40.41 42.
Urohématine...	**2** 4,76 °/₀	: Observations :	22 et 26.
Glucose........	**1** 2,38 °/₀	: Observation :	24,6 gr. 75 par litre.

RAPPORTS UROLOGIQUES

	Normale	Supérieur à la normale	Inférieur à la normale
De l'azote uréique à l'azote total . *(Rapport azoturique)*	1 2,38 °/o	3 7,15 °/o	38 90,47 °/o
Des éléments minéraux aux éléments totaux .... *(Coefficient de déminéralisation)*	0	42 100 °/o	0
De l'acide urique à l'urée	1 2,38 °/o	3 7,15 °/o	38 90,47 °/o
De l'acide phosphorique à l'urée.	0	24 57,14 °/o	18 42,85 °/o
De l'acide phosphorique à l'azote total .... *(Coefficient de dénutrition)*	0	25 59,52 °/o	17 40,47 °/o
Du chlore à l'azote total .... *(Coefficient de déchloruration)*	0	26 61,90 °/o	16 38,09 °/o
De l'urée aux éléments totaux .. *(Coefficient des oxydations alimentaires)*	0	3 7,15 °/o	39 92,85 °/o

RAPPORTS UROLOGIQUES

Observations	Rapport azoturique	Déminéralisation	Acide urique à urée	Ac phosphorique à urée	Dénutrition	Déchloruration	Oxydations alimentaires	Acidité
1	79,9	52,2	1/40	15,	26,1	110	31,3	1/17
2	82,2	35,5	1/59	9,6	17,	44,3	43,6	1/14
3	84,5	41,2	1/63	10,6	19,2	57,2	41,5	1/14
4	85,7	34,5	1/58	7,2	13,2	46,	48,9	1/20
5	85,5	40,6	1/45	13,3	24,4	42,6	44,1	1/13
6	83,6	45,8	1/38	12,7	22,8	73,3	38,5	1/15
7	83,3	38,3	1/53	11,2	20,1	39,9	46,7	1/17
8	87,5	35,1	1/57	8,4	15,9	38,9	48,9	1/17
9	85,5	48,6	1/70	10,9	20,1	36,4	36,6	1/17
10	84,7	36,8	1/31	8,3	15,1	52,9	45,1	1/16
11	83,9	37,5	1/58	10,8	19,6	41,1	46,	1/16
12	82,7	35,2	1/55	10,8	19,3	35,6	45,8	1/17
13	88,7	34,7	1/64	6,4	12,2	39,9	51,9	1/22
14	80,8	43,1	1/65	12,8	22,2	63,9	38,3	1/19
15	85,	43,6	1/64	12,8	23,4	58,4	41,6	1/14
16	86,2	40,8	1/59	11,6	21,5	49,4	44,9	1/15
17	82,8	39,7	1/49	13,1	23,4	43,4	42,5	1/13
18	85,6	34,5	1/47	6,4	11,7	49,7	48,7	1/24
19	82,2	43,2	1/54	13,5	23,8	57,4	39,9	1/13
20	78,6	38,6	1/43	11,1	18,8	57,2	38,3	»
21	84,8	32,2	1/65	10,9	19,5	26,1	47,1	1/16
22	83,8	40,8	1/41	8,6	15,5	75,1	39,1	1/30
23	83,	46,4	1/36	13,6	24,3	72,6	37,9	1/15
24	87,	35,1	1/85	8,5	15,9	40,7	49,9	1/15
25	85,	36,8	1/116	9,1	16,8	43,	46,8	1/14
26	84,	38,8	1/47	5,	9,1	60,4	44,8	1/29
27	86,5	38,4	1/62	9,5	17,6	48,8	46,9	1/19
28	86,8	40,9	1/54	10,4	19,5	54,2	45,1	1/20
29	82,8	38,8	1/69	10,6	18,9	51,1	43,	1/17
30	84,4	36,6	1/60	8,7	16,	48,	46,2	1/17
31	84,5	36,3	1/99	8,3	15,2	46,5	47,7	1/23
32	81,1	40,9	1/57	11,7	20,4	56,7	40,5	1/24
33	85,7	41,6	1/71	10,2	18,8	59,2	43,8	1/17
34	82,1	40,9	1/41	12,1	21,4	54,7	40,8	1/24
35	83,7	46,7	1/43	13,2	23,8	80,4	36,6	1/15
36	85,9	37,7	1/41	8,8	16,3	50,6	46,5	1/17
37	83,7	30,2	1/76	7,7	13,9	51,8	50,4	1/15
38	85,4	43,5	1/46	13,1	24,1	56,8	41,8	1/18
39	87,1	44,7	1/94	10,7	20,1	68,5	42,9	1/16
40	86,5	36,3	1/126	9,5	17,2	42,9	48,2	1/17
41	84,	44,7	1/64	11,2	20,4	72,3	40,	1/19
42	85,7	30,3	1/46	9,3	15,3	45,5	51,7	1/179
Moyennes	84,79	39,7	1/55	10,1	18,3	47,3	43,3	1/17
Normale.	87 °/₀	30 °/₀	1/40	10 °/₀	18 °/₀	48 °/₀	50 °/₀	1/33

Schéma Uroséméiographique

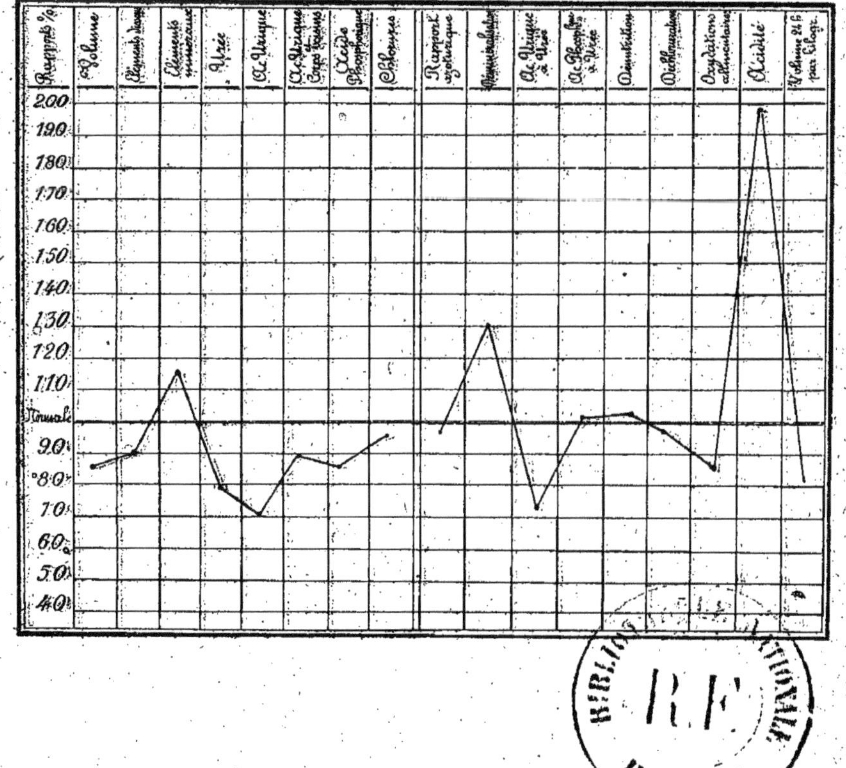